DU

DALTONISME

PAR LE Dr G. SOUS

Médecin oculiste des Bureaux de Charité ;
Membre titulaire de la Société de Médecine, de la Société médicale d'Émulation,
de la Société des Sciences physiques et naturelles de Bordeaux, de la Société de Médecine de Libourne,
de la Société ophthalmologique d'Heidelberg ; Membre correspondant
des Sociétés de Médecine de Rouen, Marseille,
Poitiers, Neufchâtel.

BORDEAUX

IMPRIMERIE G. GOUNOUILHOU

RUE GUIRAUDE, 11

—

1865

DALTONISME

En pénétrant dans l'œil, les rayons lumineux ont pour but de nous donner non-seulement le sentiment de la forme des objets, mais aussi celui de leur coloration. A cette règle il y a des exceptions, dont la première fut signalée, en 1777, par Huddart, dans les *Transactions philosophiques de Londres*. Deux années après, le même journal contenait un second fait. En 1798, Dalton signalait à la Société de Manchester l'impossibilité où il était de distinguer le rouge du bleu.

L'attention plus particulièrement éveillée par la communication de Dalton, on ne tarda pas à citer des faits qui, passés en revue, nous conduisent à établir, dès le début, deux grandes classes : la première dans laquelle sont rangées les personnes qui ne peuvent discerner les couleurs, et la seconde, qui comprend les individus qui voient des couleurs là où il n'y en a pas.

En outre, ces deux classes doivent être divisées chacune en deux grandes variétés, comprenant, d'un côté, les cas où l'affection est innée, congénitale, et, d'un autre côté, ceux où l'affection est acquise. La première de ces variétés est essentielle, permanente, et la seconde est symptomatique, temporaire. L'une appartient exclusivement au domaine de la physiologie, tandis que l'autre a de nombreuses relations avec les sciences médicales. Pour ce motif, je ne m'occuperai que de la première, la seule qui doive avoir accès au sein de cette Société.

L'affection des personnes qui ne peuvent apprécier les couleurs a reçu le nom de daltonisme, du nom du savant qui le premier étudia longuement cette bizarrerie de la vue. Cette dénomination eut bientôt des émules. La langue grecque fut mise à contribution pour faire éclore des noms qu'on doit connaître, parce qu'ils ont été employés ; néanmoins il ne faut pas se dissimuler que ces noms si barbares appartiennent plus à la science des livres qu'au langage ordinaire.

Voici la nomenclature de ces principaux noms ; quand on les aura passés en revue, on partagera mon opinion, à savoir, que si ces noms ont un vernis plus scientifique que le mot *daltonisme,* ils sont en revanche bien moins euphoniques. N'eût-il pas été plus simple d'oublier un instant la littérature grecque pour éviter la création de pareils noms ?

DYSCHROMATOPSIE, de δύς, *mal;* χρῶμα, *couleur;* ὄψις, *vue.*

ACHROMATOPSIE, de α privatif; χρῶμα, *couleur;* ὄψις, *vue.*

CHROMATOPSEUDOPSIE, de χρῶμα, *couleur;* ψεῦδος, *faux;* ὄψις, *vue.*

CHROMATODYSOPSIE, de χρῶμα, *couleur;* δύς, *mal;* ὄψις, *vue.*

PSEUDOCHROMIE, de ψεῦδος, *faux;* χρῶμα, *couleur.*

CHROMATOMÉTABLEPSIE, χρῶμα, *couleur;* μετά, *avec;* βλέπειν, *voir.*

ANÉRYTHROBLEPSIE, de α privatif; ἐρυθρός, *rouge;* βλέψις, *vue.*

AKYANOBLEPSIE, de α privatif; κύανος, *bleu;* βλέψις, *vue.*

Toutes ces expressions n'ont pas la même valeur; les unes ont un sens général, tandis que d'autres n'indiquent qu'un cas particulier. La plus générale de toutes ces expressions est celle de *dyschromatopsie,* car elle ne signifie que la difficulté de percevoir les couleurs. Je regarde ce mot comme essentiellement synonyme du mot *daltonisme,* sans pour cela lui donner la préférence sur ce dernier.

L'expression *achromatopsie* limite la question et caractérise un état particulier, puisqu'elle veut dire : « absence de la sensation des couleurs, » ce qui implique l'idée de la non-perception des couleurs du spectre. Dans ce cas, le malade est réduit aux seules sensations du blanc et du noir.

L'expression *chromatopseudopsie*, dont le sens littéral est :
« vue fausse de couleurs, » n'a pas, en réalité, d'autre valeur que
le mot *dyschromatopsie;* néanmoins Ruette s'en est servi pour
désigner les personnes qui voient sous une même couleur le vert
foncé et le rouge foncé. Rien dans l'étymologie ne justifie une
pareille interprétation. J'en dirai autant du mot *chromatodysopsie*,
que Purkinje a employé pour caractériser l'état des personnes qui
voient le jaune et le bleu sans en distinguer les nuances.

L'expression *pseudochromie* est très impropre ; elle s'applique
bien plus à l'art de la peinture qu'au daltonisme, car elle ne dit
rien autre chose que « fausses couleurs. » Un individu ayant la
pseudochromie serait un individu ayant de fausses couleurs, mais
cela ne signifierait pas qu'il les appréciât mal.

L'expression *chromatométablepsie* est employée à tort comme
synonyme de daltonisme, puisqu'elle signifie : « vue avec couleur :
βλέψις μετά χρώματος. » Je n'ignore pas qu'on a traduit μετά par
après, mais dans ce cas μετά régirait l'accusatif, et l'on aurait
chromamétablepsie; de plus, ce mot serait vide de sens, parce
qu'il signifierait : « vue après couleur. » Il faut donc rayer cette
expression du cadre des synonymes du daltonisme et la réserver
aux malades qui voient des couleurs là où il n'y en a pas.

Les deux dernières expressions, dues, la première à Ruette, la
seconde à Gœthe, ont un sens très restreint, puisqu'elles servent
seulement à désigner la perte de la sensation d'une seule couleur,
le rouge ou le bleu.

Les réflexions que je viens d'émettre sur la valeur de ces expressions ont fait, par anticipation, connaître que les daltoniens ne se
ressemblaient pas tous ; de là est venue l'idée d'établir une classification. Szokalski en a fait une très étendue, très séduisante ;
mais les faits sont bizarres : il y en a qui se sont montrés rebelles
à cette classification et qui en ont amené la ruine. Cet auteur a
rangé tous les daltoniens en cinq catégories.

Première catégorie. Personnes ne distinguant aucune couleur
du spectre.

Deuxième catégorie. Personnes distinguant le jaune.

Troisième catégorie. Personnes distinguant le jaune et le bleu.

Quatrième catégorie. Personnes distinguant le jaune, le vert et
le bleu.

Cinquième catégorie. Personnes distinguant les couleurs du spectre sans pouvoir discerner leurs différentes combinaisons.

Les faits ayant rendu cette classification fautive, on est allé demander à la littérature grecque des matériaux pour établir une classification qui permît de bien trancher la question, et l'on a divisé les daltoniens en daltoniens dichromatiques, ceux qui ne voient que le blanc et le noir, et en daltoniens chromatiques, ceux qui voient des couleurs du spectre.

Je critiquerai l'expression *dichromatique.* Employer, pour une personne qui n'a que la sensation du noir et du blanc, le mot dichromatique, c'est dire que cette personne distingue deux couleurs, le blanc et le noir. Scientifiquement parlant, c'est là une erreur, car cette personne ne voit pas deux couleurs, puisque le blanc et le noir ne sont pas des couleurs. Voilà pourquoi l'expression dichromatique me paraît fausse; elle doit être remplacée par celle d'achromatique.

Daltonisme achromatique.

Les daltoniens achromatiques sont rares. Suivant Cornaz, Spurzheim connaissait une famille et Huddart quatre frères qui ne distinguaient que le blanc et le noir.

Je ne connais que l'un de ces cas, appartenant à Huddart. Il s'agit d'un cordonnier, nommé Harris, qui ne distinguait que le noir et le blanc. Ayant trouvé dans la rue un bas d'enfant, il remarqua que l'on disait un bas *rouge;* il ne comprenait pas le motif de cette qualification, trouvant l'objet suffisamment désigné par le mot bas. Il remarqua que les personnes distinguaient les cerises qui se trouvaient sur un arbre par une différence de couleur, tandis que lui ne les reconnaissait d'avec les feuilles qu'à leur dimension et à leur forme. En un mot, les couleurs du spectre n'existaient pas pour Harris.

En 1853, Wilson a fait connaître le cas d'un graveur qui, en regardant une peinture, ne voyait que du blanc et du noir.

Le fait suivant, que j'ai recueilli dans ma pratique, est un cas mixte, car le malade était à la fois daltonien achromatique et chromatique :

Un jeune homme, âgé de vingt-quatre ans, commis voyageur, vint me consulter pour une hypérémie artérielle de chaque papille du nerf optique, suite d'abus de verres convexes numéro huit. Cette hypérémie n'offrant rien de particulier, fut guérie par le repos des yeux et par l'abandon des verres qui l'avaient produite. En outre, le malade avait toujours perçu difficilement les couleurs. C'est seulement ce qui a trait à cette affection qui fera le sujet de mon observation. Afin de ne pas confondre les symptômes des deux affections, j'ai attendu deux mois après la guérison de l'hypérémie de la papille pour noter les renseignements suivants :

Son père est myope, et il distingue bien les couleurs. Deux tantes paternelles ont très souvent des inflammations oculaires. Un oncle paternel offre les mêmes bizarreries que lui pour la perception des couleurs.

Son affection remonte à la naissance, d'après ce qu'il a entendu dire par sa famille. De prime abord, toutes les couleurs lui paraissent d'un gris plus ou moins clair ; mais, après avoir fixé l'objet coloré un certain instant, le vert foncé lui paraît bleu ; le vert clair, gris ; le jaune, tantôt gris, tantôt jaune. Le bleu et le violet sont nettement perçus. Le rouge paraît noir. Quand il fixe attentivement un objet coloré et vivement éclairé, au bout de cinq minutes environ les couleurs commencent à ne plus être perçues et sont remplacées par la teinte grise ; de plus, la sensation de lumière diminue. Il compare cette diminution de la lumière à celle qu'on observerait dans un appartement vivement éclairé et où l'on éteindrait successivement les flambeaux. Pour lire, il place le livre, comme les myopes, à six ou sept centimètres de ses yeux, et cependant les verres biconcaves ne lui sont d'aucun secours. Pour lire plus facilement, il emploie des verres biconvexes numéro douze. Après avoir lu quatre à cinq minutes, la sensation de lumière diminue graduellement, comme lorsqu'il a quelque temps fixé un objet quelconque.

L'examen extérieur des yeux n'offre rien à noter. L'iris est marron foncé ; la pupille est régulière et contractile.

A l'ophthalmoscope, les milieux de l'œil sont transparents. La teinte rosée du fond est pâle et uniforme. La circulation de la rétine est normale. Les veines sont distinctes des artères par leur volume, leur origine et leur coloration. Les vaisseaux de la rétine offrent cette bizarrerie, que je n'ai vue signalée sur aucune planche : au lieu de partir de l'ora-serrata pour se diriger vers la papille, les vaisseaux apparaissent en arrière de l'équateur de l'œil, se dirigent en avant vers l'ora-serrata, puis se courbent pour revenir en arrière se perdre dans la papille.

Les papilles sont petites, d'une teinte rose jaunâtre, et bien limitées. Il est impossible de distinguer dans la choroïde autre chose que la teinte rose.

Daltonisme chromatique.

Les daltoniens chromatiques sont nombreux ou rares. Il suffit de s'entendre sur ce qu'on doit appeler daltonien. Si par ce mot nous désignons toutes les personnes qui n'ont pas une idée nette de toutes les variétés de couleurs, il faut admettre que le daltonisme court les rues ; mais si l'on doit réserver ce nom aux personnes qui n'ont pas la sensation des couleurs primitives, alors le daltonisme cesse d'être une chose très commune. Cette distinction a son importance, car nous jugeons tous des nuances à notre façon. J'ai questionné à ce sujet plusieurs peintres, et tous ont été unanimes à me faire observer qu'un même sujet étant donné et placé dans des conditions identiques, tous les peintres qui le reproduiront varieront plus ou moins l'emploi de leurs couleurs primitives pour arriver à retracer exactement le coloris de l'objet donné.

Cette observation est ancienne, mes recherches ne font que la confirmer; mais je crois que le docteur Mahr est allé trop loin en écrivant ces lignes : *Idem colores alii occurrunt infantibus, alii oculo juvenili, alii oculo senili, alii oculo· exercitiis variis culto, alii oculo exercitiorum colentium experti, alii oculo robusto sanguine abundanti, alii oculo debili sanguine inani, alii oculo convexo proeminente, alii oculo et depresso et profundo.* (Thèse sur l'*amaurose,* page 49. Munich, 1829.) Je crois que quelques-unes des conditions signalées par le docteur Mahr peuvent influer sur le diamètre apparent des objets; mais rien, malgré mes recherches, ne m'a démontré que ces conditions apportassent des perturbations dans l'appréciation des couleurs.

Revenons à la question, c'est-à-dire au véritable daltonisme.

La couleur qui est le plus souvent méconnue, c'est la couleur rouge. Il s'agit maintenant de rechercher quelle est la couleur qui lui est substituée par le malade. Sur 25 cas où le rouge n'était pas reconnu, voici les couleurs qui étaient perçues à la place :

Vert, 11 cas.
Gris, 7 cas.
Bleu, 5 cas.
Jaune, 2 cas.

La couleur qui est le plus souvent méconnue après le rouge est le vert, qui donne aux malades les sensations suivantes :

Bleu, 4 cas.
Gris, 1 cas.

Viennent ensuite le bleu et le violet, auxquels les malades attribuent les colorations orangées ou jaunes.

Par les chiffres que je viens de donner, on voit que la couleur substituée à la couleur réelle n'est pas toujours la couleur complémentaire. Ainsi les personnes qui ont perdu la notion du rouge ne lui substituent pas toutes la couleur verte, qui est la couleur complémentaire. Cependant, pour cette couleur, on a remarqué que la couleur complémentaire était vue le plus souvent. Il n'en est pas de même du vert, auquel les malades substituent, en général, la couleur bleue, qui n'est pas complémentaire.

Il ne faut pas se figurer que l'absence de notions de couleurs soit toujours une gêne pour les gens qui en sont atteints. Ces personnes paraissent acquérir en quelque sorte un nouveau sens qui leur permet d'apprécier la valeur des objets colorés. Ainsi, je connais à Bordeaux un bijoutier qui reconnaît la qualité et l'importance des pierres précieuses, non pas à leur couleur, puisqu'il ne perçoit point le rouge et le violet, mais à un certain grenu qu'il ne peut expliquer.

Avant de passer à l'étude des causes intimes du daltonisme, il est bon de savoir que cette affection est excessivement rare chez les femmes.

Quant à la couleur des iris, elle n'a pas une bien grande importance étiologique. Il n'en est pas de même de l'hérédité ; mais cela ne nous apprend rien sur la nature du daltonisme.

CAUSES DU DALTONISME.

Les organes où l'on a voulu localiser le daltonisme sont le cristallin, le corps vitré, la rétine et le cerveau.

Trinchinetti émit l'opinion que le daltonisme était dû à un état particulier du cristallin, et il proposa, comme moyen curatif, l'extraction du cristallin. Le hasard a permis de contrôler cette assertion. En 1851, mon savant maître, M. le docteur Sichel, opéra par extraction un fermier atteint de cataracte. L'opération couronnée de succès, on remarqua que cet homme était atteint de daltonisme. Questionné à cet égard, cet homme avoua qu'il avait toujours été inapte à bien distinguer les couleurs. L'opération n'avait altéré ni détruit le daltonisme. Ce fait démontre d'une manière positive l'erreur de l'opinion de Trinchinetti.

Dalton plaça le siége dans le corps vitré. On sait que Dalton ne percevait pas la couleur rouge, qui lui paraissait bleue. Il supposa que son corps vitré étant bleu, les rayons rouges étaient absorbés, et que les rayons bleus pouvaient seuls arriver sur la rétine. Tout le monde peut facilement contrôler cette opinion en plaçant au-devant de ses yeux des conserves bleues. Dans ce cas, les rayons bleus arrivent en excès sur la rétine, et, malgré cela, on reconnaît les couleurs primitives des corps; ils paraissent seulement voilés d'une ombre bleue. Si la lumière, pour arriver à la rétine, passe par un verre bleu sans anéantir en nous la notion des couleurs, il s'ensuit que cette lumière pourrait, à la rigueur, traverser un corps vitré bleu sans rendre daltonien celui qui aurait un pareil corps vitré.

Les yeux de Dalton ont réfuté sa théorie. Examinés après sa mort, et conformément à ses volontés dernières, ils n'offrirent aucune trace de coloration bleue, ni dans le cristallin, ni dans le corps vitré, ni dans la rétine.

Il n'en a pas fallu davantage pour ruiner cette théorie.

Le siége du daltonisme a été placé dans la rétine. Young a dit qu'il y avait une paralysie partielle; Wardrop, que la rétine était inégalement affectée, et Hartmann, qu'il y avait torpeur de la rétine. Toutes ces opinions se rattachent, au fond, à celle de Young.

Young supposait qu'il y avait dans la rétine des fibres nerveuses destinées à percevoir le rouge, d'autres le bleu, etc. Si celles qui avaient pour fonction de percevoir le rouge, par exemple, étaient paralysées, le malade n'avait pas la sensation de cette couleur.

Cette supposition est démentie par l'anatomie, la physique et l'observation.

L'anatomie microscopique de la rétine n'a pas révélé autant d'organes qu'il y a de couleurs dans le spectre. En se fondant sur la théorie de Brewster, qui n'admet que trois couleurs primitives, on pourrait bien prétendre que la membrane de Jacob ou couche des bâtonnets, la couche granuleuse ou couche des noyaux, la couche celluleuse ou couche ganglionnaire, sont les parties de la rétine destinées aux trois couleurs fondamentales. C'est là une supposition gratuite que rien ne démontre, car il est à remarquer que plusieurs rétines ont été examinées, et si ces portions de la rétine avaient eu pour but principal la perception des couleurs, on aurait bien trouvé des cas de daltonisme où les cellules rétiniennes auraient présenté une conformation spéciale qui aurait été signalée.

Néanmoins supposons cette théorie anatomiquement démontrée et prenons pour exemple un daltonien qui n'a pas la notion du rouge ; cela veut dire que la couche rétinienne destinée à percevoir le rouge est paralysée. Alors le malade doit substituer la couleur noire à la couleur rouge. L'observation nous a démontré que cela n'avait lieu que pour les daltoniens achromatiques, mais non pour les autres.

Il faut donc renoncer à cette théorie des paralysies partielles de la rétine.

Il y a deux ans, j'émis l'hypothèse des vibrations de la rétine sous l'influence des ondulations de la lumière ; c'était à l'occasion du cas que j'ai rapporté plus haut, et dont j'essayai de rendre compte de la façon suivante :

A l'état normal, le fond de l'œil, éclairé par le miroir, donne une teinte rouge, produite par l'image de la choroïde ; et, comme la rétine est transparente ou diaphane, on peut distinguer sur cette teinte rouge les vaisseaux et le pigment de la choroïde. Si, dans le cas que je viens de citer, les vaisseaux et le pigment de la choroïde n'ont pu être constatés, c'est que la rétine a perdu sa transparence. Mais un corps, en perdant sa transparence, peut devenir opaque ou translucide. Ici, la rétine n'est pas devenue opaque, car, s'il en eût été ainsi, la teinte rose de la choroïde n'aurait pas été perçue. La rétine est donc devenue translucide. « Les corps translucides, dit Ganot, sont ceux au travers desquels on perçoit encore la lumière, mais sans pouvoir reconnaître la forme des objets. » C'est ici le cas ; l'œil, armé de l'ophthalmoscope, a pu recevoir la lumière rouge venue de la choroïde, mais il n'a pu distinguer aucun détail sur cette membrane. Si, maintenant, on se rappelle que les corps perdent leur transparence au fur et à mesure qu'ils augmentent de volume, on est forcé de conclure que, dans ce cas, la perte de transparence de la rétine et son passage à l'état de corps translucide sont dus à l'hypertrophie de cette membrane.

A quoi tient, chez ce malade, la difficulté de percevoir les couleurs? A l'hypertrophie de la rétine, qui vibre incomplètement, sous l'influence des rayons colorés du spectre. Le malade ne distingue pas le rouge, et il perçoit nettement le violet. Ces deux couleurs, qui forment les extrêmes du spectre solaire, produisent en une seconde, d'après Herschell, un nombre différent d'ondulations. Le rouge n'atteint pas 500, et le violet va jusqu'à 700. N'est-ce pas aussi par cette propriété des ondulations lumineuses et de la vibration de la rétine qu'il faut expliquer la perception des couleurs chez ce malade lorsqu'il a fixé pendant un instant un objet coloré? car, alors, de nombreuses ondulations se sont produites et ont pu faire vibrer la rétine. Si le malade n'a plus la sensation des couleurs après avoir fixé longtemps, ne peut-on pas invoquer l'hypertrophie de la rétine, qui rend cet organe impuissant à vibrer longtemps sous l'influence des rayons colorés?

Cette interprétation me paraît acceptable pour ce fait; mais je ne crois pas qu'on puisse appliquer à tous les cas du daltonisme la théorie des vibrations.

De prime abord, cette théorie paraît séduisante, je dirai même rationnelle. Quoi de plus simple, en effet, que d'admettre des rétines nécessitant une excitation plus grande que d'autres! Cela s'observe tous les jours. Telle personne a besoin de plus de lumière que telle autre pour bien apercevoir un même objet.

Ce qui se passe pour la lumière en général, on est tenté de l'appliquer à la lumière en particulier. Chaque rayon du spectre ayant un nombre spécial d'ondulations, j'avais conclu qu'aux plus nombreuses ondulations devait répondre une plus grande vibration de la rétine, c'est-à-dire que la différence des couleurs provenait de la différence d'intensité des vibrations de la rétine.

Supposons une rétine paresseuse : elle vibrera peu si le rayon qui vient la frapper a très peu d'ondulations. Ainsi me parut s'expliquer la fréquence des daltoniens ne percevant pas le rouge, parce que le rayon rouge a, de tous les rayons du spectre, le minimum des ondulations.

Cette théorie me parut très vraisemblable; il fallait la soumettre à l'épreuve des faits. Cette épreuve était très facile, puisqu'il s'agissait de vérifier si les couleurs non perçues par le malade pouvaient être classées suivant un ordre conforme à l'échelle du nombre de leurs ondulations.

L'observation n'a pas tardé à me démontrer que j'étais dans l'erreur. En effet, il y a des daltoniens qui ne voient que le jaune et le bleu. Mais ces daltoniens devraient voir le vert, qui a plus d'ondulations que le jaune; ils devraient aussi voir l'indigo et le violet, qui ont plus d'ondulations que le bleu.

Cette difficulté pourrait être atténuée par une comparaison tirée du sens de l'ouïe. Quand un son est trop faible, il passe inaperçu; quand il est très aigu, on ne peut en apprécier la nature. N'en serait-il pas de même pour les couleurs? Les ondulations trop fortes ou trop faibles pourraient ne réveiller en nous que des sensations imparfaites. Il n'y aurait alors de perçues que les couleurs dont les ondulations sont moyennes.

Cette comparaison ingénieuse vient échouer devant le fait suivant. J'ai vu une personne qui n'avait pas la sensation du rouge, du bleu et du violet. Admettons, pour les couleurs extrêmes, rouge et violet, que les ondulations sont trop minimes ou trop nombreuses pour procurer une sensation exacte; mais comment interpréter la disparition de la couleur bleue, dont les ondulations sont moyennes par rapport à celles des couleurs extrêmes? Ce fait devrait être impossible si la comparaison des ondes lumineuses avec les ondes sonores était exacte. Le fait est véritable; c'est à l'hypothèse à s'évanouir.

Gall a placé le siége du daltonisme dans le cerveau. Pour lui, il y avait un organe chargé de percevoir les couleurs : c'était la portion des circonvolutions cérébrales situées au-dessus des voûtes orbitaires. Quand cette partie du cerveau était mal développée, il y avait daltonisme.

Les phrénologistes ont suivi Gall, et ils ont prétendu que tous les daltoniens présentaient une dépression, située immédiatement au-dessus de la partie moyenne du sourcil, ce qui indiquait, suivant eux, le défaut de développement de la circonvolution cérébrale, siége du sentiment des couleurs.

« Il est vrai que chez Dalton cette partie du cerveau avait des circonvolutions très imparfaitement développées, quoique la portion même située, comme on le sait, immédiatement au-dessus des orbites fût très fortement représentée. Dans les divers autres cas où l'on s'est arrêté à cette idée, on a, il est vrai, plus souvent trouvé un aplatissement qu'une voussure de la région des sourcils ; mais ces faits cranioscopiques mériteraient tous les reproches qu'on adresse au principe de la phrénologie, alors même qu'il n'y en aurait pas plusieurs autres qui les contredisent. L'auteur cite, entre autres, le buste de Dalton, chez lequel, malgré son imperfection visuelle et les résultats mentionnés à l'autopsie, l'arc sourcilier est aussi saillant que chez Newton, qui avait le sens des couleurs le plus développé. » *(De la Chromatopseudopsie,* par Wilson, traduit et analysé par le docteur Cornaz, *Annales d'Oculistique,* t. XXXVI, p. 251.)

Pour bien apprécier l'hypothèse de Gall, remarquons que le cerveau n'est mis en relation avec la rétine, et ici nous pouvons dire avec la lumière, que par l'intermédiaire du nerf optique. Si les circonvolutions cérébrales antérieures sont les organes des couleurs, il faut que les nerfs optiques envoient des ramifications à cette portion du cerveau. L'anatomie la plus scrupuleuse, la plus minutieuse, n'a pu trouver encore aucun lien qui rattachât les nerfs optiques aux circonvolutions cérébrales. Laissons dans l'oubli l'opinion de Gall, car son hypothèse n'est établie sur aucune donnée sérieuse.

Malgré l'abandon de l'idée de Gall, le cerveau a été considéré comme le siége du daltonisme par beaucoup de savants ; seulement on s'est borné à ne pas préciser la partie de l'encéphale qui devait être en souffrance. C'est en cela que consiste la différence entre les modernes et les partisans de Gall.

Pour étayer son opinion, Gall s'est fondé sur l'examen du cerveau de Dalton et sur ses tendances à tout localiser dans le cerveau. Les auteurs plus récents sont allés demander à la pathologie des preuves à l'appui de leur assertion.

Il faut en excepter sir John Herschell, qui a eu recours à l'expérience suivante :

« Nous avons examiné, dit-il, un opticien éminent dont les yeux, ou plutôt l'œil, car il en a perdu un par accident, présente cette particularité curieuse, et nous nous sommes assuré, contrairement à l'opinion reçue, que tous les rayons du prisme ont le pouvoir d'y produire une excitation et d'y déterminer la sensation de lumière et les effets de la vision distincte; de sorte que la vue ne consiste point en une insensibilité de la rétine pour les rayons réfractés d'une certaine façon, ni dans l'existence de quelque matière colorante dans les humeurs de l'œil, qui empêcheraient certains rayons d'atteindre la rétine, comme on l'a ingénieusement supposé, mais dans quelque défectuosité du *sensorium commune,* par suite de laquelle il se trouve dans l'impossibilité d'apprécier, entre les rayons lumineux, les différences d'où dépend leur couleur. »

La pathologie du cerveau a montré des cas qui tendent à faire supposer que cet organe est réellement le siége des sensations des couleurs, et par suite du daltonisme.

Esquirol dit qu'une dame, âgée de soixante-huit ans, vit tous les objets noirs pendant le cours d'une congestion cérébrale. *(Des Maladies mentales,* t. II, p. 26. Paris, 1838.)

Dans son ouvrage sur les maladies des yeux, Deval cite le fait suivant :

« Sous l'influence d'une hémiplégie et d'une amblyopie double survenues à la suite de la brusque suppression d'une maladie de la peau, Poiré, horloger, presbyte, à qui je donnai des soins en 1850, perdit la faculté de discerner le rouge, et voyait en jaune le pantalon garance des soldats. Les autres couleurs étaient, d'ailleurs, parfaitement reconnues. Chose curieuse, son père n'avait jamais pu distinguer le rouge ; notre malade était donc, héréditairement, prédisposé à l'achromatopsie ; mais il fallut une cause de perturbation des fonctions visuelles pour que ce symptôme vînt prendre place parmi les phénomènes amaurotiques. »

Après avoir indiqué le traitement prescrit, le docteur Deval ajoute :

« Le fait qui précède démontre qu'une affection encéphalique, que peut-être même une simple congestion cérébrale, peuvent donner lieu à une achromatopsie plus ou moins étendue. »

Je pourrais citer d'autres faits en les empruntant aux annales de la science, mais cette reproduction serait fastidieuse et n'aurait pour but que de mentionner des observations que nous connaissons tous. Je vais me borner à exposer les faits qui me sont propres.

Un garçon, âgé de dix-sept ans, est épileptique. Pendant les deux ou trois heures qui suivent les accès épileptiques, il confond le bleu et le vert. On s'aperçut de cette bizarrerie à l'occasion suivante. Au sortir d'un accès pendant lequel son pantalon avait été taché, on lui présenta un pantalon bleu clair qu'il refusa de mettre en prétendant que ses amis se moqueraient de lui s'ils le voyaient affublé d'un pantalon vert. Quand l'accès est passé depuis plus de trois heures, il distingue bien le bleu et le vert; néanmoins il hésite quand ces couleurs ont une nuance très foncée. Ce malade, qui avait en outre une fatigue de l'accommodation, présentait une légère injection de la papille du nerf optique.

Une dame, âgée de vingt-cinq ans, était enceinte de quatre mois environ, lorsqu'elle pria une de ses amies de lui procurer un ruban rouge. Quand le ruban lui fut présenté, elle blâma son amie de lui avoir apporté un ruban jaune au lieu d'un ruban rouge. Cet état ne dura qu'un jour et fut suivi d'un affaiblissement dans la vision. A l'ophthalmoscope, je constatai l'injection de la rétine avec œdème, état qui caractérisait le début d'une amaurose albuminurique.

Appréciation des causes du daltonisme.

Telles sont les causes auxquelles on a cru devoir rattacher le daltonisme. J'ai passé à dessein sous silence l'hypothèse qui faisait jouer un rôle important à la choroïde, parce que cette hypothèse a pour base une erreur physiologique du siècle dernier, époque où l'on croyait que la choroïde était l'organe de la vision. Comme nous savons aujourd'hui que cette fonction est la propriété de la rétine, il n'y a pas lieu de combattre, ni même d'examiner les raisons alléguées en faveur de la choroïde.

De toutes les causes que je viens d'énumérer, quelle est la véritable? Est-ce la théorie chromatique, la théorie rétinienne, la théorie cérébrale?

La théorie chromatique, c'est-à-dire celle qui fait jouer un rôle capital aux milieux réfringents de l'œil, doit être éliminée comme contraire à l'observation. J'ai donné les motifs de cette exclusion.

La théorie rétinienne pourrait être acceptée, mais elle ne résout pas la question. Beaucoup de faits ne peuvent être expliqués par elle, et je dirai même qu'il y a des faits qui viennent la contredire formellement.

La théorie cérébrale paraît plus plausible, à la condition cependant qu'elle ne marche pas sur les traces de Gall. La pathologie semble venir en aide à cette théorie, quoique les faits ne soient pas nettement tranchés. Dans les cas que j'ai observés, il y avait bien une lésion de l'encéphale, mais il y avait aussi une lésion de la rétine ; de sorte qu'il est difficile de se prononcer. Faut-il admettre la nécessité de ces deux lésions pour donner naissance au daltonisme? Je serais tenté de le croire, mais j'aime mieux dire avec Deval :

« Le phénomène qui nous occupe se cache dans les secrets de la vie. On ne peut, en ce qui le concerne, émettre que des assertions hypothétiques. »

Conséquences pratiques du daltonisme.

Pour ce qui concerne la vie privée, le daltonisme ne peut avoir d'inconvénients autres que d'exposer celui qui en est atteint à beaucoup de mécomptes. Il n'en saurait être de même pour les personnes qui sont exposées à recevoir des ordres par l'intermédiaire de signaux colorés. On comprend qu'il s'agit ici des employés de chemins de fer.

Dans ces administrations, les feux de signaux sont blancs, verts et rouges : blanc, signal de voie libre ; vert, signal de ralentissement, et rouge, signal d'arrêt.

Comme il y a des daltoniens qui voient sous une même couleur le vert et le rouge, on prévoit les accidents qui pourraient résulter de cette confusion. Aussi plusieurs écrivains anglais et le gouvernement anglais lui-même ont été d'avis que les Compagnies de chemins de fer devaient faire examiner, à ce point de vue, l'état de la vision de leurs employés. Wilson a même proposé de substituer la forme des signaux à leurs couleurs. Cornaz a émis l'idée d'avoir des lanternes blanches rondes, des rouges carrées et des vertes triangulaires. Dans ce cas, les daltoniens reconnaîtraient les signaux à la forme.

Je crois qu'on a beaucoup exagéré l'importance du daltonisme en cette circonstance. De tous les accidents de chemins de fer survenus en France, je n'en connais aucun pour lequel le daltonisme ait été accusé, et cependant l'admission dans les Compagnies de chemins de fer se fait sans examen préalable de l'appréciation des couleurs.

La proposition faite par Wilson et Cornaz de suppléer à la couleur par la forme me paraît devoir ne pas remplir le but qu'on voudrait atteindre. Les feux sont destinés à être vus de loin, et, à une grande distance, nous donneront-ils une notion exacte d leur forme ? Je ne le crois pas. Il suffit, pour s'en convaincre, de contempler les feux éloignés pendant qu'on est dans un train : ces feux nous paraissent revêtir la forme stellaire, quoiqu'ils devraient nous donner la sensation d'un rectangle.

Il y a une précaution, usitée dans certaines Compagnies, qui me paraît trancher la question en s'opposant à toute méprise : tout feu agité signifie signal d'arrêt, quelle que soit sa couleur ; le feu rouge est aussi mis en mouvement pour être plus facilement perçu. Dès lors, qu'importe la couleur pour un daltonien, puisqu'il puisera une indication suffisante dans la fixité ou l'agitation du feu qui donne le signal ?

Amélioration du daltonisme.

Le daltonisme étant une affection gênante, on a fait des efforts pour l'améliorer. Je n'ai à m'occuper ici que des moyens physiques qui ont été mis en usage.

Premier moyen : comparaison des couleurs entre elles. Le malade s'efforce de chercher des différences entre les couleurs qu'il confond ; c'est une étude d'appréciation qu'il est obligé de faire. Ce moyen a réussi ; mais d'autres fois, suivant Wilson, cela n'a servi qu'à embrouiller les daltoniens, dont les jugements chromatiques sont souvent plus justes avant cette étude qu'après.

Deuxième moyen : création artificielle des couleurs complémentaires. On sait que, lorsqu'on a longtemps fixé une couleur vive et que l'on porte ses regards sur une surface blanche ou noire, la couleur complémentaire est perçue. Ce principe physiologique, appliqué au daltonisme, a pour but de donner au daltonien la couleur qui lui manque, en essayant de la lui procurer comme couleur complémentaire.

Supposons un daltonien qui perçoive le vert, mais pas le rouge : on lui fait contempler une surface verte pour obtenir la sensation de la couleur complémentaire, afin que ce daltonien puisse avoir une notion du rouge.

Malheureusement, ce moyen si ingénieux ne s'est pas montré d'une grande utilité.

Troisième moyen : emploi des verres colorés. On a remarqué que les daltoniens peuvent, à la lumière artificielle, mieux apprécier certaines couleurs qu'avec la lumière solaire. Comme la lumière artificielle diffère de celle du soleil par un excès de rayons jaunes, on en a conclu qu'il fallait donner à la lumière solaire les qualités de la lumière artificielle, en donnant aux daltoniens des conserves colorées en jaune. « En conséquence, dit Mackenzie, le docteur Wilson distribua à quelques-uns de ses amis daltoniens des verres jaunes, ou plutôt orange pâle. Plusieurs n'en retirèrent aucun avantage, et tous se plaignirent qu'ils occasionnaient une perte considérable de lumière ; mais deux d'entre eux se trouvèrent, par leur moyen, dans la possibilité de distinguer, aussi bien à la lumière du jour qu'ils le faisaient à la lumière artificielle, le rouge d'avec le vert. Quelque temps après avoir fait ces essais et avoir conseillé publiquement l'usage des verres jaunes comme un palliatif contre le daltonisme, le docteur Wilson reconnut que sir David Brewster avait déjà recommandé l'usage de cette espèce de verres comme propres, dans beaucoup de cas d'imperfection de la vision, à exciter la rétine engourdie, se fondant sur ce fait que la lumière jaune produit sur cette membrane une impression lumineuse plus puissante que la lumière blanche pure, dans laquelle le jaune n'entre que pour une partie. »

Les verres de Wilson étaient colorés en orange pâle par l'oxyde d'argent.

Quand une couleur est confondue avec une autre, le rouge avec le vert par exemple, Wastmann a conseillé l'emploi de conserves ayant l'une des couleurs confondues. On a reconnu que des conserves rouges ou vertes ne facilitaient pas la distinction entre les objets rouges et verts.

Par tout ce que je viens de dire, on voit que l'emploi des moyens physiques a eu plus d'insuccès que de succès. Le traitement reste tout entier à refaire, et ce n'est pas chose facile quand le point de départ de l'affection est inconnu.